Abnehmen in 21 Tagen:

1.Auflage (2018)

Haftungsausschluss:

Die Nutzung dieses E-Books und die Umsetzung der enthaltenen Informationen, Anleitungen und Strategien erfolgt auf eigenes Risiko. Der Autor kann für etwaige Schäden jeglicher Art aus keinem Rechtsgrund eine Haftung übernehmen. Haftungsansprüche gegen den Autor für Schäden materieller oder ideeller Art, die durch die Nutzung oder Nichtnutzung der Informationen bzw. durch die Nutzung fehlerhafter und/oder unvollständiger Informationen verursacht wurden, sind grundsätzlich ausgeschlossen. Rechts- und Schadenersatzansprüche sind daher ausgeschlossen. Dieses Werk wurde sorgfältig erarbeitet und niedergeschrieben. Der Autor übernimmt jedoch keinerlei Gewähr für die Aktualität, Vollständigkeit und Qualität der Informationen. Druckfehler und Falschinformationen können nicht vollständig ausgeschlossen werden. Es kann keine juristische Verantwortung sowie Haftung in irgendeiner Form für fehlerhafte Angaben vom Autor übernommen werden. Hinweis für Affiliate-Links In diesem E-Book empfehle ich Produkte, die ich selbst verwende oder getestet habe, diese Produkte werden mit sogenannte Affiliate-Links zu Amazon verlinkt. Sollte ein Kauf über einen dieser Links erfolgen, werde ich dabei unterstützt und erhalte eine kleine Provision. Für den Käufer eines Produktes fallen KEINE weiteren kosten an.

Inhaltsverzeichnis

Hey, ich möchte DIR ein **Geheimnis** verraten!

Ich zeige dir, wie du ab sofort deine eBooks **kostenlos** erhältst!

Du hast heute noch die Möglichkeit, deine eBooks auf Amazon KOSTENLOS zu bestellen.

Wie das funktioniert, erfährst du hier auf dieser Webseite.

https://die-ebook-welt.de/

Ich möchte dir jetzt schon mal deine Skepsis nehmen. Diese Methode ist **völlig legal**, du lädst deine eBooks ganz normal **über Amazon**, nur **kostenlos**. Alle Informationen findest du auf dieser Webseite.

https://die-ebook-welt.de/

Abnehmen in 21 Tagen

Sie möchten gerne ein paar Kilos verlieren? Sie sind daran interessiert, wieder in die alte Lieblingsjeans zu passen, die zwei Kleidergrößen weniger als Ihre aktuelle Größe aufweist? Für alle Leser, die sich jetzt den schnellen Diät Erfolg mit einer Spezial Diät in unserem Ratgeber wünschen - Sie brauchen an dieser Stelle nicht weiterlesen. Wir befürworten weder die Eier- noch die Ananasdiät. Natürlich werden wir diese Diätformen an dieser Stelle nicht abwerten, dennoch sei jeder gewarnt: Wer in 4 Wochen 10 Kilo oder mehr verlieren will, gefährdet seine Gesundheit. Der JoJo Effekt ist vorprogrammiert.

Außerdem sind einseitige Diäten weder gut für Ihren Kreislauf, noch steigern Sie den Genuss und Ihr Wohlbefinden. Wer will schon mit einer Kohlsuppendiät bereits nach 4 Tagen vom Kohlkopf in der Nacht Alpträume ertragen? Der Heißhunger nach Torten, Pizza und Kartoffelchips ist bei einseitigen Diäten vorprogrammiert. Entweder, Sie halten Ihr Fastenprogramm nicht durch, oder der berühmte JoJo Effekt nach der Zeit der Gewichtsreduktion holt Sie erbarmungslos ein.

Was bedeutet er eigentlich, der JoJo Effekt, von dem wir so oft lesen?

Der JoJo Effekt beschreibt, dass jedes Kilo, das Sie mühsam verlieren, nach der Diät schnell wieder angefuttert ist. Entweder aus Mangelerscheinungen, oder aus Frust. Nicht selten sind Menschen, die durch einseitige Ernährung mühsam 10 Kilo oder mehr verloren haben, schnell nach Einhaltung der vorgeschriebenen Diätformen 15 Kilogramm schwerer als vor der Diät. Welcher Körper will dies auf Dauer aushalten? Starke Gewichtsschwankungen, also der berühmte JoJo Effekt, sind weder für Körper, Psyche oder die Gelenke förderlich. Sie gefährden mit einseitigen Diäten Ihre Gesundheit.

Was geben wir Ihnen mit unserem Ratgeber zum Abnehmen an die Hand? Ganz einfach: Wir möchten, dass Sie mit einer Diät oder einer Ernährungsumstellung auf Dauer den Erfolg erzielen, der für Sie gut ist. Unsere Tipps verursachen keine schnellen Effekte, die bald als Strohfeuer wieder erlöschen.

Vielmehr zeigt unser Ratgeber, dass Sie weder viel Geld für Diät Produkte ausgeben müssen, noch dass Sie mit Frust reagieren, wenn Sie mit schlechter Laune vor Ihrem Gurkensalat ohne Fett sitzen. Nur wer dauerhaft kennenlernt, was für seine Gesundheit förderlich ist, wird langfristig den Diät Erfolg erziehen und sein Gewicht im Anschluss auch auf einem Niveau halten, das Spaß macht.

Ernährungsgrundlagen, die auf Dauer Ihrer Gesundheit dienen sind uns wichtiger, als die Hollywood Diät, mit der Ihre Psyche kein Highlight a la Hollywood erleben wird.

Spaß beiseite - Lesen Sie unseren Ratgeber, der Sie dauerhaft gesund und schlank hält. Nicht jeder Tag läuft wie ein Zuckerlecken. Doch, wir versprechen Ihnen: Sie verzichten weder auf Genuss noch auf gute Laune mit unseren Tipps. Sie lassen sich weder geißeln von der Wage, noch geraten Sie schnell in eine Essstörung. Nehmen Sie mit guter Laune und einem hohen Maß an Motivation ab. Nur das bringt dauerhaften psychischen und physischen Erfolg.

1.Ernährungsgrundlagen - die Basis für jeden Menschen, der abnehmen will

Zuerst müssen wir erkennen, was unseren Grundumsatz und Leistungsumsatz bei der täglichen Kalorienzufuhr bestimmt. Der tägliche Kalorienbedarf ist von Geschlecht, Alter und sportlicher Aktivität abhängig. Eine gesunde Frau im Alter von Mitte dreißig hat beispielsweise einen täglichen Kalorienbedarf von ca. 2.300 kcal, wenn Sie einer leichten körperlichen Tätigkeit nachgeht. Ebenso ist es entscheidend, wie Ihre aktuellen Lebensumstände gegebenenfalls durch Krankheit oder nervliche Belastungen Ihren Körper beeinflussen. Wir Menschen sind keine Maschinen, das ist auch gut so. Jeder Stoffwechsel funktioniert ein klein wenig anders. Lernen Sie sich und Ihren Körper am besten kennen, indem Sie intensiv auf ihn hören.

Wir stellen Ihnen nun die Nährstoffe vor. Folgende Nährstoffe weisen einen Kaloriengehalt auf. Im Ratgeber wird ausschließlich über Kalorien (kcal) berichtet, da dieser Begriff verbreiteter ist als Kilojoule.

1 Gramm Eiweiß beinhaltet 4,1 kcal

1 Gramm Kohlenhydrate beinhaltet 4,1 kcal

1 Gramm Fett beinhaltet 9,3 kcal

1 Gramm Alkohol beinhaltet 7.10 kcal

Mineralstoffe, Vitamine, Ballaststoffe und Co weisen keinerlei Nährwert auf, dennoch sind Sie für unser Wohlbefinden extrem wichtig. Gute Ernährung beinhaltet die ausreichende Zufuhr für alle Vitaminboten und Co - sie sind elementar mit entscheidend, damit wir uns seelisch und körperlich wohl fühlen. Ballaststoffe zum Beispiel sind wichtig für die Arbeit des Darmes.

Es ist längst kein Geheimnis mehr, dass wir über Getränke unserer täglichen Kalorienbedarf decken könnten. Doch dazu später mehr. Mit einer guten Ernährungsgrundlage sollten Sie auf "gute Nährstoffe" achten. Grundsätzlich sollte jeder gesunde Mensch, der langfristig eine ausgewogene Ernährung anstrebt, sein tägliches Nährstoff Pensum wie folgt decken:

55% durch Kohlenhydrate

15% durch Eiweiß

35% durch Fett

Bei dieser Aufteilung ist es wichtig, auf hochwertige Nährstoffzufuhr zu achten. Hierbei spielen pflanzliche und tierische Fette eine Rolle. Fette aus mehrfach ungesättigten Fettsäuren, wie beispielsweise hochwertigem Olivenöl, sind besser als einfach gepresstes Öl. Wie erkenne ich es jedoch, welche Nährstoffe hochwertig sind und welche nicht?

1. a. Gute und schlechte Kohlenhydrate

Beginnen wir mit den wertvollen gesunden Kohlenhydrate. Sie weisen den Nährstoff in Form von Mehrfachzucker auf. Diese Zufuhr der Kohlenhydrate erfolgt in Form von Stärke. Stärke wird durch einen langen Kauvorgang im Mund langsam in Zucker umgewandelt. Diese wertvollen Kohlenhydrate sättigen länger und gelten als gesünder als Einfachzucker.

Worin ist Stärke enthalten? Hochwertige Kohlenhydrate finden Sie in Vollkornreis, Brot, Nudeln, Kartoffeln, Nüssen oder weiteren Getreideprodukten. Sie merken die Umwandlung von Mehrfachzucker in Einfach- oder Doppelzucker, wenn Sie beispielsweise ein Stück Brot lange kauen. Es schmeckt bald süßlich, da sich der Mehrfachzucker in süß schmeckenden Zucker umwandelt. Einfach gemerkt: Gut sättigende, wertvolle Kohlenhydrate sind gut für jede Diät geeignet. Sie schmecken keinesfalls von Anfang an süß, wie beispielsweise normaler Zucker in Form von Schokolade oder Süßspeisen. Dem gegenüber stehen nunmehr die nahezu wertlosen Kohlenhydrate. Diese bestehen aus Einfachzucker oder aus Doppelzucker. Glucose oder Milchzucker gehören zu dieser süß schmeckenden Art. Ist es eine Überraschung für Sie, dass auch Fruchtzucker zum relativ gering sättigenden Zucker gehört? Logisch - eine große Mahlzeit aus Obst füllt zwar den Magen und hat jede Menge an Vitaminen und Ballaststoffen zu bieten, doch sie hält keinesfalls lange satt. Alles, was zu süß schmeckt, steckt zwar voller Kohlenhydraten, die wir zu 55% als Tagesbedarf täglich an Kalorien zuführen sollten, doch es sind eben die falschen, wertlosen Kohlenhydrate.

Fazit: Einfachzucker und Doppelzucker sollte dem Mehrfachzucker weichen. Dieser hält länger satt und unterstützt somit jeden Diätplan.

Ein Beispiel zur Verdeutlichung:

1 Tafel Schokolade besteht weitgehend aus Einfachzucker. Diese Süßigkeit weist als 100g Tafel einen Kaloriengehalt von ca. 600 kcal auf. Wenn Sie eine große Portion Pellkartoffeln mit frischem Kräuterquark und Käse zu sich nehmen, führen Sie Ihrem Körper eine komplette Mahlzeit aus gesunden Kohlenhydraten mit Mehrfachzucker zu. Diese Kartoffel Mahlzeit hat, in einer großen Portion, ca. 500 - 600 kcal. Diese hält sie aber viele Stunden satt, während Sie nach der Schoki Mahlzeit sicher gleich wieder Lust auf eine deftige Speise haben.

Das Grundprinzip jeder Diät ist also, sich aus Mehrfachzucker bestehenden wertvollen Kohlenhydraten zu ernähren. Diese halten lange satt und machen zufrieden. Weil wir 55% der Energiezufuhr aus Kohlenhydraten steuern sollten, ist dies das A und O jeder vernünftigen Ernährung, die dauerhaft schlank hält.

1. b. Gute und schlechte Proteine

Gibt es schlechte Eiweiße? Eiweiße, auch Aminosäuren genannt, sind wichtig für unseren Körper. Wichtig für den Muskelaufbau ist hochwertiges Eiweiß, das vor allem aus Fleischprodukten gewonnen wird. Gutes Eiweiß führen wir aus fettarmen, hochwertigem Fleisch wie Wildschweinfilet, Hähnchenbrust oder Kalbsfilet zu. Fettarmer Fisch wie Forellenfilets oder Bachsaibling sind reich an wertvollen, tierischen Proteinen. Wichtig für den Muskelaufbau sind hochwertige Eiweiße.

Das ist vor allem daran zu erkennen, warum viele Muskelaufbaudrinks oder Proteinriegel in jedem Fitness Center gern verkauft werden. Nicht selten ernähren sich wahre Bodybuilder ausschließlich von magerem Fleisch und fettarmen Milchprodukten.

Milchprodukte - das Stichwort, woraus auch Vegetarier ihre tägliche Zufuhr an Proteinen steuern können. Reine "Pflanzenfresser" werden nämlich nicht ausreichend mit Eiweiß versorgt, wenn Sie nicht auf eine fundierte Zufuhr von Milchprodukten achten. Käse, Milch, Quark, Joghurt, damit sollten Vegetarier nicht sparsam im Verzehr sein. Veganer sollten auf ausreichende Versorgung durch bestimmte Körner und proteinhaltigen Samen achten. Immerhin sollte der Mensch ca. 15% seines Tagesbedarfes an Nährwert über hochwertiges Eiweiß aufnehmen. Was ist nun mit den schlechten Eiweißen, gibt es diese überhaupt? Ja, vor allem in Fast Food Produkten finden wir totes Eiweiß, das der Körper nahezu als wertlos erachtet. Jede Fast Food Kette und viele Fertiggerichte enthalten diese schlechten Proteine, deren Zufuhr nicht nur bei der Diät zu vermeiden ist.

Fazit: Je mehr fettarme Fleisch- und Fischspeisen Sie zubereiten, desto besser die Versorgung an hochwertigem Eiweiß. Wer ausreichend wertvolle und fettarme Milchprodukte genießt, wird auf Dauer seinen Körper mit hochwertigen Proteinen versorgen. Protein Shakes oder Eiweißriegel sind nicht nur überflüssig, sondern oft auch ihren Preis nicht wert, wenn Sie sich klug und ausgewogen ernähren möchten.

Beispiel: Die gedünstete Forelle mit leichten Kartoffeln und leckerem Gemüse ist eine vollwertige Mahlzeit mit ausreichender Eiweißzufuhr aus hochwertiger Substanz. Jeder künstlich angereicherte Protein Shake mit Konservierungsstoffen steht hier im Schatten der vernünftigen Fischmahlzeit.

1. c. Gute und schlechte Fette

Ebenso wie mit Eiweißen und Kohlenhydraten gibt es auch wertvolle und relativ unbrauchbare Fettsäuren. Mehrfach ungesättigte Fettsäuren sind wertvoller als die einfach gesättigten Fettsäuren, die meist in tierischen Produkten vorkommen. Ungesunde Fette finden wir oft in tierischen Fetten. Lebensmittel wie Geflügelschmalz, Schweinetalg oder fettem Fleisch beinhalten praktisch unbrauchbares Fett. In Pflanzenfetten wie Palmfett, Butter, Kakaobutter oder Kokosfett finden wir oft keine nahrhaften Fettketten, die eine gute Ernährung unterstützen.

Typische Lebensmittel mit ungesunden Fetten sind Schokolade, Kartoffelchips oder fetter Käse. Frittierte Speisen triefen meist vor ungesunden Fetten. Besser sind mehrfach ungesättigte Fette, die in hochwertigen Pflanzenölen enthalten sind. Gute Olivenöle enthalten mehrfach ungesättigte Fettsäuren ebenso, wie reichhaltige Samen oder Nüsse. Fette Fische wie Makrele, Lachs oder Hering weisen gut verdauliche und hochwertige Fette auf.

Besonders hochwertig sind Omega 3 und Omega 6 Fettsäuren. Hervorragende Konsistenz mit bester Linolensäure bieten hochwertige Öle aus Raps, Lein, Soja, Sonnenblumen oder Walnüssen an. Diese langkettigen Fettsäuren liefert auch fetthaltiger Fisch wie Aal, allem voran alle Meeresfische. Warum sind hochwertige Fette so wichtig? Sie schützen unter anderem vor Herz-

und Kreislauferkrankungen. Das wenige Fett, das wir konsumieren, müssen wir in hochwertigster Form zu uns nehmen.

Fazit: Mehrfach ungesättigte Fettsäuren versorgen unseren Körper besser, als einfache Fettsäuren, die nur viele Kalorien liefern. Achten Sie auf Qualität, das ist besser als Quantität. Es soll nicht viel Fett über die tägliche Nahrung aufgenommen werden.

Ein Beispiel: Es ist besser, am Abend ein paar Nüsse zu knabbern und den Salat mit hochwertigem Rapsöl zu marinieren, als sich auf das Weißmehl Brötchen die dicke Butterschicht zu schmieren. Wie erwähnt: Qualität vor Quantität.

Ausgewogene Ernährung

Fassen wir es zusammen: Neben hochwertigen Nähstoffen aus Kohlenhydraten, Eiweißen und Fetten, die in der Zusammensetzung nicht aus "leeren Kalorien" mit wertlosen Lebensmitteln aus Zucker, Weißmehl oder Fast Food bestehen sollte, dürfen Sie sich vor allem nicht einseitig ernähren. Die Mischung aus überwiegend sättigenden Kohlehydraten neben hochwertigen Fetten und Eiweißen macht eine gesunde Kost aus.

Letztendlich zählen die Kalorien, die Sie täglich zuführen. Wenn Sie nur den Nährstoffbedarf von 2000 kcal pro Tag haben, werden Sie mit durchschnittlich 1500 kcal Tagesration an gesunden Nährstoffen dauerhaft abnehmen. Wenn Sie jedoch auf Dauer mehr als 2000 kcal pro Tag zu sich nehmen, wird das Gewicht steigen. So einfach ist das - besser langsam und stetig an Gewicht verlieren und dabei auf gesunde, ausgewogene Kost achten, als mit Blitz Diäten unglücklich im JoJo Effekt enden.

Vitamine, Mineralstoffe und Ballaststoffe

Diese Boten der gesunden Kost sorgen für einen guten Stoffwechsel und gesunde Abwehrkräfte. Wir können es uns so vorstellen: Wie eine Pflanze in einem Boden ohne Nährstoffe kaum gedeihen kann, so kann der menschliche Körper ohne Vitaminzufuhr und vernünftige Mineralstoff Versorgung nicht funktionieren. Diese Vitaminboten sind also der Dünger im Boden, der jede Pflanze zum Blühen bringt und ihr zu gesundem Wachstum verhilft.

Wir Menschen brauchen für gute Haut, vernünftigen Haarwuchs, für die notwendige Versorgung der Organe und Knochen unbedingt Mineralstoffe wie Calcium, Kalium, Jod und mehr. Eisen ist für die Blutbildung entscheidend, ohne genug Blut im Körper leiden wir an Erschöpfung und Müdigkeit. An diesem einfachen Beispiel sehen Sie, dass es eben nicht nur auf die Kalorienzufuhr ankommt. Die gute Versorgung mit allen notwendigen Vitaminen steigert die Abwehrkräfte und versorgt unseren Körper für alle Stoffwechsel Prozesse optimal.

Wie erkennen wir dauerhafte Mangelerscheinungen? Ganz einfach: Wir fühlen und schlapp, müde und erschöpft. Unsere Haare sind brüchig, die Haut fahl und trocken. Lassen Sie anhand des Blutbildes analysieren, ob Sie an Mangelerscheinungen leiden. Keinesfalls ist es dann ratsam, eine Diät ohne Sinn und Verstand und ohne Absprache mit dem Arzt zu beginnen.

Sie sehen: Eine ausgewogene Ernährung lässt sich mit einer Gewichtsreduktion gut verbinden. Die beste Nachricht, für alle Menschen die auf Ihre psychische und physische Gesundheit achten: Kalorienreduzierte Ernährung ist meist auch gesund. Ausreichende Vitamin- und Mineralstoffzufuhr bieten gesunde Lebensmittel wie Obst und Gemüse, die ohnehin nicht viele Kalorien beinhalten. Anders gesagt: Die dicke Tafel Schokolade, die Tüte Kartoffelchips bieten zwar eine hohe Anzahl an ungesunden Kalorien, jedoch auch eine geringe Nährstoffdichte und praktisch eine Nullrunde an Vitaminen, Mineralstoffen und anderen gesunden Substanzen.

Wer hingegen Obst, Gemüse, Vollkornprodukte und fettarmes Fleisch konsumiert, nimmt automatisch wenig Kalorien und hochwertige Nährwerte, neben ausreichenden Vitaminen und Mineralstoffen, zu sich. Wer sich mit Sinn und Verstand gesund ernährt, wird demnach nicht dick werden oder Nahrungsergänzungsmittel und Vitaminpräparate einnehmen müssen.

Fazit: Die gesunde, ausgewogene Ernährung ist die Basis einer Gewichtsreduktion, die niemals in einer sinnlosen Diät mündet. Jede gesunde, sinnvolle Ernährung verzeiht auch die kleinen Sünden eines Eisbechers im Sommer im Cafe oder das Familienfest, das mit einem Stück Torte zu viel endete. Jeder gesunde Mensch gleicht mit guten Wissen über gesunde Ernährung kleine Sünden automatisch am nächsten Tag wieder aus, ohne im Diätfrust zu enden.

2. Tipps, um schlank zu bleiben

Wer dieses Ernährungswissen aus Punkt 1 mit sich bringt und täglich lebt, wird sich automatisch ausgewogen und gesund ernähren. Wichtig ist, dass Sie ein paar Spielregeln beachten, um sich selbst nicht an den Marterpfahl einer Diät zu binden. Wie bereits erwähnt, kommt es auf die gesamte Kalorienzufuhr täglich an. Liegt diese über Ihrem täglichen Bedarf an Kalorien, werden Sie Ihr Gewicht steigern.

Nehmen Sie weniger Kalorien zu sich, als Ihr Körper im Gesamtumsatz benötigt, werden Sie an Gewicht verlieren. Dabei heißt es nicht: Je weniger Kalorien, desto besser, ganz im Gegenteil. Wer langfristig 500 - 800 kcal täglich einspart, verliert nicht sehr schnell an Gewicht, dafür stellt er jedoch langfristig seine Ernährung um. Wer sich eine Kalorien Tabelle ansieht oder als App aufs Smartphone lädt, wird dauerhaft feststellen, wie er sich gesund und kalorienarm ernährt. Das erspart jede Diät und unterstützt einer dauerhaft sinnvolle, ausgewogene Ernährung, die auf Genuss niemals verzichtet.

Was ist der Vorteil einer langsamen Gewichtsreduktion?

Sie haben Spaß dabei, Ihr Körper ist wenig belastet mit Herz- oder Kreislaufproblemen. Sie fühlen sich fit, spontan unternehmungslustig und versorgen Ihren Körper ausreichend mit allen notwendigen Nährstoffen. Das ist die Basis für eine dauerhafte gesunde Ernährungsumstellung. Außerdem können Sie so kleine Sünden gut ausgleichen und verzeihen sich den ein- oder anderen Ausrutscher. Wer möchte schon auf Dauer jede Essenseinladung ablehnen? Möchten Sie bei jedem Besuch in der Bar in der Mädels Runde nur Mineralwasser trinken? Ganz genau das ist das Problem vieler Diäten - sie rauben uns jeglichen Genuss.

Das muss nicht sein. Jede gute Ernährung verzeiht es, wenn Sie an einem Tag an der Woche etwas besonderes zu sich nehmen, das Sie richtig genießen dürfen. Darf es der Cocktail in der Bar sein? Möchten Sie mit dem Kollegen einmal in der Woche die Schokoladentorte genießen? Sind Sie zum Geburtstag zum Pizza Essen eingeladen und freuen sich darauf? Lassen Sie sich diese Freuden nicht entgehen. Ernähren Sie sich am nächsten Tag gesund und sinnvoll - schon verzeiht Ihnen die Wage die kleinen Sünden des Alltags, die Ihr Leben doch so lebenswert gestalten.

Dennoch haben wir ein paar Tipps für Sie, die Sie bei der Abnahme unterstützen sollen. Die ausgewogene Kost bietet das Grundprogramm, unsere Tipps sind die Kür. Wir geben Ihnen folgende Ideen an die Hand, die Sie im Alltag leicht umsetzen können:

2.1. Ausreichend Trinken, Wasser, Tee und ungesüßte Säfte sind erlaubt

Wer ausreichend trinkt, fühlt sich fit. Außerdem füllen kalorienarme Flüssigkeiten oder das Wasser ohne Kalorien den Magen, der somit weniger nach Nahrung schreit. Wer weniger Hunger hat, wird weniger essen, letztendlich der Schlüssel des Erfolges jeder Diät.

Zimmer warmes Wasser belastet den Magen kaum, kohlensäurehaltige Getränke blähen oft, doch im Grundsatz gilt: Trinken Sie an kalorienarmen Getränken das, was Ihnen schmeckt.

Was spricht gegen die Apfelschorle mit etwas Zitronensaft oder den Tee mit Ingwergeschmack? Koffeinhaltige Lightprodukte im Maßen sind erlaubt. Wer gern im Sommer den kühlen Tee genießt, sollte diesen als Eistee trinken.

In stilles Wasser zaubern Sie abwechslungsreichen Geschmack, wenn Sie dieses mit Minzblättchen, Zitronensaft, Ingwerscheiben oder Zitronenmelisse verfeinern. Wer gerne Ingwer genießt, kann die Knolle im Tee ziehen lassen oder ins Eiswasser im Sommer geben. Die angenehm leichte Schärfe kurbelt den Stoffwechsel an.

2.2. Unbegrenzt genießen - Obst und Gemüse

Der Vorteil von Obst und Gemüse besteht darin, dass Sie ausreichend mit Vitaminen und Mineralstoffen versorgt werden. Außerdem nehmen Sie automatisch viel Wasser zu sich, denn die meisten Obst- und Gemüsesorten bestehen zu 50-90 % aus Wasser. Erfrischend und kühl kann im Sommer jeder Fruchtgenuss den Hunger stillen, ohne den Kreislauf oder Körper zu belasten. Bitte achten Sie bei Obst auf einen geringen Fruchtzuckergehalt.

Bananen, Datteln oder die süßen Weintrauben liefern viel Energie und weisen oft einen zu hohen Fruchtzuckergehalt auf. Alle anderen Obstsorten dürfen Sie praktisch ohne schlechtes Gewissen genießen, wann Sie es wollen. Äpfel liefern pro 100 Gramm ca. 55 kcal, Honigmelonen pro 100 g ca. 33 kcal, Orangen pro 100g ca. 54 kcal und Erdbeeren pro 100 g ca. 38 kcal. Sie sehen: ein bunter Obstsalat am Morgen versorgt Sie mit viel Flüssigkeit, Vitaminen, Mineralstoffen und füllt den Magen, ohne zu belasten.

Ähnlich verhält es sich mit Gemüse. Rohes Gemüse können Sie den ganzen Tag knabbern. Kohlrabi, Karotten oder Tomatenstückchen mit Joghurtdipp bieten pro 100 g nur ca. 50-60 kcal. Möchten Sie den Joghurt Dipp selbst zubereiten? Frische Kräuter, ein Becher Naturjoghurt, etwas Salz und Pfeffer, fertig ist der frische Joghurt Dipp, mit dem Sie alle Gemüsesticks verfeinern dürfen.

Wer mag, presst noch eine Knoblauchzehe oder fügt etwas geriebenen Ingwer in den Dipp - seien Sie kreativ bei der Zubereitung von kleinen Mahlzeiten.

Jeder, der sein Gewicht reduzieren möchte, sollte gern selbst kochen. Da weiß man einfach, was man zu sich nimmt. Tipp: Wer gern Salat isst, ist bei jeder Diät leckeren Gaumenfreuden ausgesetzt. Salat am Abend kann allerdings den Magen belasten. Bitte hierbei auf rohe Zwiebeln oder Kohlsorten verzichten. Gekochtes Gemüse weist ebenso wie rohes Gemüse wenig Kalorien auf, ist jedoch im Gegenzug besser verdaulich. Auf sehr fetthaltige Gemüsesorten wie Avocados sollten Sie während einer Diät verzichten, zumindest sollte diese mit Bedacht verzehrt werden.

2.3. Hochwertige Kohlenhydrate, die lange sättigen: Das Geheimrezept

Wie in Punkt 1 dargestellt, gibt es die lang sättigenden Kohlenhydrate, die wertvoll Ihren Körper mit Mehrfachzucker versorgen. Alle Vollkornbrote dienen hierfür ebenso, wie die Vollkornnudeln oder der Vollwertreis. Warum? Ein hoher Ballaststoffanteil (das ganze Korn weist mehrere Schalen auf, die die Verdauung fördern) tut Ihrem Stoffwechsel gut, er hält lange satt.

Das Vollkornbrötchen am Morgen ist also wertvoller als das Weißmehlbrötchen mit zuckerhaltiger Marmelade. Alles, was Ihren Darm in Schwung bringt, ist auch förderlich für die Reduzierung auf Dauer von Ihrem Körpergewicht. Ein intakter Stoffwechsel hält sie auf Trab, hochwertig sättigende Lebensmittel sind besser als Kohlenhydrate in Form von Haushaltszucker, süße Marmeladen oder zu süße Kuchen.

Sie essen nicht gern Vollkorn Nudeln? Kein Mensch sollte sich dazu zwingen, Dinge zu essen, die er absolut nicht mag. Dennoch kann es auch Ihnen gelingen, lang sättigende Kohlenhydrate in den Speiseplan zu bringen. Wenn es mittags die Spagetti aus Weizenmehl mit Tomatensauce sind, weil diese Ihre Kinder so lieben, dann ist es einfach am Morgen die Scheibe Vollkornbrot anstatt das Toastbrot, das Ihren Ernährungsplan sinnvoll ausschmückt.

Essen muss Spaß machen - so gelingt es, sich gesund und fit zu halten. Tipp: Am Abend keine Kohlenhydrate? Manche schwören darauf, damit nachts der Körper wenig Verdauungsarbeit leisten muss. Letztendlich zählt auch hier: Achten Sie darauf, was Ihnen und Ihrem Körper gut tut. In der Summe zählt die gesamte Kalorienzufuhr, die Sie den ganzen Tag über Ihrem Körper zuführen. Wer also am Abend den Nudelsalat aus Vollkornspiralen liebt, soll diesen als Gaumenfreude ruhig genießen

2.4. Fleisch und Fisch - beste Lieferanten für hochwertiges Eiweiß

Mageres Fleisch und Fisch gehören auf den Speiseplan, wenn Sie sich mit hochwertigem Eiweiß versorgen wollen. Hähnchenfleisch, Wild oder Rind gehören dabei ebenso zu einer facettenreichen Kost, wie frischer Fisch aus Meer und Süßwasser. Hier ist fast alles erlaubt, was Ihnen schmeckt. Magere Sorten wie Forelle, Saibling oder die feinen Garnelen sind zu bevorzugen.

Vegetarier oder Veganer müssen auf auf andere hochwertige Eiweißquellen (gern aus mageren Milchprodukten) achten. Je magerer der Eiweißlieferant in Form von Fleisch, Fisch oder Milchprodukten ist, desto höher der Proteingehalt. Letztendlich decken wir nicht einmal ein Fünftel unseres täglichen Energiebedarfes über den Lieferanten Eiweiß. Deshalb können wir ruhig auf den ein- oder anderen Ernährungstag auf Fisch und Fleisch ganz verzichten.

2.5. Achten Sie auf versteckte Fette

Bei den Fetten ist es ebenso wichtig, auf hochwertige Nussöle oder Fette aus mehrfach ungesättigten Fettsäuren zu achten. Mittlerweile finden in der Salatküche besondere Öle berechtigt ihren Platz. Sie zaubern in jeden Salat ein wahres Geschmackserlebnis. Bei der Fettzufuhr, die gut ein Drittel des täglichen Energiebedarfes ausmachen soll, sollten Sie unbedingt auf alle versteckten Fette achten. Nicht jedes Fett ist sichtbar.

Gerade in Wurst- oder Käsesorten verbergen sich nicht selten hohe Fettanteile. Frittierte Speisen? Sie triefen förmlich im Fett. Keine Überraschung, dass die Pellkartoffeln besser als die Pommes fittes in jeder Diät ihren Platz finden. Wissen Sie, dass Nüsse wahre

Fettbomben sind? Die meisten Nüsse wie Erdnüsse oder Macadamianüsse sind mit mehr als 600 kcal pro 100 g wahre Energiebomben. Nüsse enthalten zwar gesunde Fette, doch gelten auch als gefährliche Knabberei: Schließlich sieht ihnen keiner Ihren hohen Fettanteil an.

Es ist also ein Trugschluss, dass die kalorienarme Alternative zur Weihnachtsbäckerei die Walnuss ist, die beim Fernsehabend ohne Bedenken und Reue geknackt und verzehrt werden kann. Chips, Knabbereien wie Nüsse oder Erdnussflips sind wahre Fettlieferanten ohne großen Nährwert. Bitte achten Sie vor allem bei solchen Lebensmitteln auf die Menge, die Sie konsumieren.

Wo können sie noch Fett einsparen? Bei jeglicher Zubereitung von Fleisch oder Gemüse. Zum Anbraten eines Filets benötigen Sie allenfalls einen Teelöffel von hochwertigem Öl. Die Teflon Pfanne gilt als fettsparend in der Zubereitung von allen Gerichten. Weniger ist mehr - hier kann jeder Fette sparsam verwenden. Ebenso muss die dicke Butterschicht nicht auf dem Frühstücksbrot sein.

Wer möchte den Fettaufstrich nicht durch Quark oder Frischkäse ersetzen? Das schmeckt auch lecker zu wenig Marmelade. Sie lieben es deftig? Auf dem Brot mit Quark liegen ein paar Gurkenscheiben mit Salz und Pfeffer und laden ein, zum leichten Frühstücksgenuss.

2.6. Bewegung und Sport

Sport und Aktivität verbraucht Kalorien. Vor allem bereitet Sport auch Freude und macht Sie stolz. Sie finden keine Zeit, um Sport zu treiben? Oft sind es die kleinen Dinge im Alltag, die den Stoffwechsel ankurbeln.

Egal, ob Sie die Treppe anstatt den Aufzug betreten, oder ob Sie mit dem Fahrrad, anstatt mit dem Auto zur täglichen Arbeit fahren: Es sind die kleinen Dinge, die Sie im Alltag bei der Aktivität und Bewegung unterstützen. Hausarbeit verbraucht Kalorien - wer putzt und bügelt, bewegt sich automatisch. Wenn Sie mit den Kindern im Garten umher tollen, bewegen Sie sich auf natürliche Art und Weise. Jeden Sport, den Sie in Ihren Alltag automatisch mit einbauen, ist nachhaltiger, als sich kurz im Fitness Studio abzuquälen um dann mit Muskelkater bald wieder aufzugeben.

Wer lange Spaziergänge zügig an der frischen Luft unternimmt, fördert seinen Stoffwechsel. Was spricht gegen das Bauchmuskeltraining beim Zähneputzen? Kleine Besorgungen können Sie mit dem Fahrrad erledigen. Warum muss der Verbraucher immer möglichst nah an der Eingangstüre zum Supermarkt parken? Schließlich macht es durchaus Sinn, ein paar Schritte zu Fuß zu laufen. Wer mit Sinn und Verstand Bewegung in seinen Alltag integriert, wird auch beim Abnehmen leichter Erfolge erzielen. Das gute an Bewegung: Sie bauen Muskeln auf.

Wer mehr Muskelmasse vorweisen kann, hat einen höheren täglichen Energiebedarf. All dies ist auf Dauer förderlich für einen gut funktionierenden Stoffwechsel und die Gewichtsreduktion, die Spaß macht.

Wichtig bei Sportlern: Treiben Sie den Sport, der Ihnen Spaß bereitet. Wer gern im Winter alle Ski Pisten erobert, sollte dies tun. Wer nicht gerne schwimmt weil er die Badeanstalten oder das Chlorwasser hasst, wird nie zum leidenschaftlichen Schwimmer, obwohl schwimmen gesund für alle Muskeln wäre. Wer gerne an der Natur Sport betreibt, wird sich niemals an den Geräten eines Fitness Studios wohl fühlen.

Wer ein Teamplayer in der Handball Crew ist, fühlt sich als Einzelkämpfer beim Joggen nicht wohl. Nur weil Nordic Walking gerade in ist, muss es noch längst nicht Ihre Sportart werden. Treiben Sie den Sport, den Sie gerne betreiben. Lassen Sie sich im Team motivieren oder trimmen Sie sich zu Höchstleistungen beim Squash, wenn Sie das flasht.

Genießen Sie die Freude an der Bewegung - mit dem Sport, der Ihrer Persönlichkeit entspricht. Wichtig ist einfach, sich regelmäßig zu bewegen. Genau das sorgt für psychisches und physisches Gleichgewicht.

2.7. Verzicht auf Light- und Diätprodukte

Haben Sie richtig gehört? Sie sollen auf kalorienreduzierte Produkte verzichten? Grundsätzlich haben Sie bei einer durchdachten Ernährung, wo Sie die Produkte im Nährwert aus der Kalorien Tabelle kennen, den Konsum von Light Produkten nicht nötig. Wer sich selbst Marmelade mit wenig Zucker einkocht, weiß, was er zu sich nimmt.

Warum sollte er teure Diätprodukte kaufen, die allenfalls viel zu viel Süßstoff enthalten? Hier ist eine weitere Botschaft verborgen, die als Diät Killer gilt: Zu viel Süßstoff zu konsumieren, begünstigt Heißhunger Attacken. Somit sind viele Light Produkte kontra produktiv, indem Sie Gelüste auf Zucker und Schokolade fördern.

Besser ist es, ganz auf Süßstoffe zu verzichten. Die Cola Light kann also nur bedingt Platz in einer ausgewogenen Diät finden. Wer Wasser trinkt, reguliert auf natürliche Art und Weise seinen Stoffwechsel und seine Geschmacksnerven.

Warum empfehlen wir noch den Verzicht von speziellen Diät oder Light Produkten? Ganz einfach: Viele der Produkte sind nur mit Wasser oder Süßstoffen angereichert und weisen keinerlei intensives Geschmackserlebnis auf. So ist die Diät Margarine oft nur Margarine mit Wasser vermischt, der Light Käse schmeckt nach Wasser oder der Diät Joghurt strotzt nur so voller Konservierungsstoffe, die den mangelnden Fettanteil ausgleichen sollen. Alles, was künstlich und überteuert im Lebensmittelregal liegt, muss in Ihrem Plan einer guten Ernährung zur Gewichtsreduktion noch lange keine Berechtigung finden.

Wer auf den Fettanteil im Käse achtet, muss keinen Light Käse kaufen. Wer auf magere Wurstsorten achtet, (Geflügelwurst, Hähnchenbrust geräuchert, magerer Schinken) braucht keine speziellen Light Produkte. Mit Sinn und Verstand sich kalorienbewusst zu ernähren - die Kunst, die letztendlich zu einer gesunden Ernährungsform führt, die keinerlei Diätprodukte nötig hat.

2.8. Mit Sinn und Verstand Kalorien zählen

Wir haben jetzt viel über Kalorien und hochwertige Nährstoffe gelernt. Wie Sie erfahren haben, halten wir nichts von einseitig strukturierten Diäten, die dauerhaft nicht zu einem erfüllten Leben führen. Was nützt es, sich nur von Eiweiß oder Ananas zu ernähren? Warum sollten Sie auf Kohlenhydrate verzichten, wenn diese langfristig für gute Sättigung in Ihrem Körper sorgen? Wichtig ist es, wenn Sie abnehmen wollen: Achten Sie auf die nötige Kalorienzufuhr.

Sie darf Ihren täglichen Bedarf keinesfalls überschreiten, wenn Sie an Gewicht verlieren möchten. Die Kalorienzufuhr auf Dauer jedoch auf die Hälfte oder weniger des täglichen Nährstoffbedarfes zu reduzieren, ist gesundheitsschädlich. Alles was übertrieben praktiziert wird, führ zur Belastung für Stoffwechsel, Herz und Kreislauf. Keine Radikalkuren bitte!

Wer jedoch anstatt 2000 kcal täglich ca. 1200 kcal oder 1500 kcal zu sich nimmt, geißelt sich nicht mit Verboten und ernährt sich ausgewogen und gesund.

Er sollte einfach darauf achten, was er zu sich nimmt. Dabei wird der Eisbecher nicht strikt vom Speiseplan gestrichen, die Pizza am Geburtstag von Freunden ist drin. Sie können ja auch einfach ein kleines Stück davon genießen, oder? Wichtig ist, auf die Getränke zu achten, die Sie konsumieren.

Ein trockenes Achtel Rotwein ist besser, als das Viertel des lieblichen Weines. Bedenken Sie den oben erwähnten Kalorien Gehalt von Alkohol. Wer an Getränken bewusst einspart und auf zuckerhaltige Limonaden und Alkohol verzichtet, verliert oft das ein- oder andere Kilogramm, ohne am Essen groß einzusparen.

Gleichen Sie kleine Sünden einfach wieder aus. Wenn Sie am Vortag feiern waren, lassen Sie am nächsten Tag einfach die Scheibe Brot am Abend zum Salat ausfallen. Natürlich und ohne Druck essen, dabei müssen Sie nicht auf Genuss verzichten. Macht so Abnehmen nicht doppelt Spaß?

3. Kleine Tricks im Alltag, die Lust am Essen steigern und Diätfrust vermeiden

Wenn Sie diese Regeln alle im Grundsatz befolgen, haben Sie schon jede Menge für Ihre Gewichtsreduktion geleistet. Das beste daran: Automatisch stellt sich auf Dauer Ihre Ernährung um, damit Sie sich vollwertig, gesund und kalorienarm ernähren. Extreme zu vermeiden, fördert Ihr gesundheitliches Wohlbefinden. Dennoch haben wir noch den ein- oder anderen Tipp, der Ihnen weiteren Spaß am Abnehmen in Ihren Alltag zaubert. Die Gewichtsreduktion soll nämlich motivieren - und keinesfalls frustrieren.

3.1. Die Zahl auf der Waage – sie darf nicht Ihr Leben diktieren

Wir Menschen sind keine Maschinen. Gott sei Dank. Jeder, der ab und an einmal salzhaltig ist, lagert automatisch Flüssigkeit in seinem Körper ein. Die Zahl auf der Waage steigt an, ohne dass Sie wirklich Ihr reales Gewicht oder Ihr Körperfett gesteigert haben. Wasser verschwindet wieder. Deshalb sollte die Zahl auf der Waage keinesfalls Ihren Alltag so beeinflussen, dass Sie von Gewichtsschwankungen völlig aus der Ruhe bringen lassen.

Wenn Sie an einem Tag gefeiert haben und einfach ein wenig mehr gegessen haben, stellen Sie sich am besten am nächsten Tag nicht auf die Waage. Ohnehin reicht es vollkommen aus, sich 1 - 2-mal pro Woche zu wiegen. Manche Menschen leben ganz ohne

Körperwage. Warum nicht? Schließlich merkt jeder selbst an der Passform von Hose und Kleid, ob er zugenommen oder abgenommen hat.

Bleiben Sie locker und natürlich - die Wage soll unterstützen und keinesfalls zum bösen Feind werden. Das Gewicht fällt oder steigt - nicht immer hat es mit dem zu tun, was Sie genau am Vortag gegessen oder getrunken haben.

3.2. Finden Sie Ihren Weg

Jeder ist ein anderer Typ. Anders gesagt: Jedem Menschen gelingt das Abnehmen auf seine einzigartige Art und Weise, wie er Genuss mit sinnvoller Ernährung in Verbindung bringt. Wer gern Obst und Gemüse isst verliert leicht das ein- oder andere Kilo.

Warum sollte nicht das leichte Fruchtsorbet oder die Zitroneneiskugel die Sahne Eiscreme oder das Softeis ersetzen? Hier sehen Sie schon ein sinnloses Verbot: Ich esse kein Eis - das ist Quatsch. Essen Sie das Eis, das mit weniger Kalorien zu Buche schlägt.

Der Eiskaffee ohne Sahne ist im Cafe ein genialer Genuss im Sommer. Dieser hat mit ca. 200 - 300 kcal den Genussfaktor, den Sie lässig in einer Diät unterbringen dürfen. Fruchteissorten sind besser als Eissorten wie Tiramisu, Schokocreme oder Nougat. Grundsätzlich ist der Verzicht auf Sahne sinnvoll. Aber nicht jeder, der auf sein Gewicht achtet, muss den Besuch im Eiscafe ganz aus seinem Alltag streichen. Wenn Sie Ihren Weg finden, Genuss mit bedachter Ernährung zu verbinden, ist Ihr Kalorien Haushalt und Ihre gesamte Diätwelt in Ordnung.

Sie lieben Pizza? Belegen Sie den dünnen Hefeteig mit dünnen Tomatenschichten und leckerem Gemüse. Feiner Parmesan und edle Kräuter und Gewürze - schon ist die Pizza deutlich weniger nahrhaft, als wenn Sie mit Salami, Thunfisch oder Mozzarella belegt ist. Letztendlich zählt die Kalorienzufuhr, hier sind Ihrer Kreativität in der Zubereitung der Speisen keine Grenzen gesetzt. Ihren Diäterfolg - haben Sie diesen nicht selbst in der Hand?

3.3. Auswärts Essen gehen

Bei der eigenen Zubereitung aller Gerichte ist es noch relativ leicht, auf Kalorien zu achten. Sie wissen: Kochen mit wenig Fett, keine leeren Nährwerte, keine zuckerhaltigen Desserts. Doch wie ist es, wenn Sie sich täglich in der Kantine in der Arbeit am Mittagstisch aufhalten?

Hierbei ist es die Frage, ob Kantinenzwang besteht. Oftmals sind selbst mitgebrachte Speisen die gesunde Alternative zu pampigen Gerichten in der Kantine, die stundenlang warm gehalten und tot gekocht werden. Sind hier noch Nährstoffe oder Vitamine in den Gerichten enthalten?

Jeder muss selbst entscheiden, was er zu sich nimmt. Selbst, wer gern und regelmäßig die Kantine besucht, kann sich sinnvoll und kalorienreduziert ernähren. Salate, die selbst mit Dressing beträufelt werden, sind besser als Mayonnaisensalate mit hohem Fettanteil.

Leichte Brühen zur Vorspeise erweisen sich als gesünder, als dicke Cremesuppen. Das Wiener Schnitzel trieft vor Fett, besser sind leichte Fleischgerichte ohne Sauce. Ein Salatbuffet oder die Auswahl an leicht zubereiteten Gemüse- und Kartoffelspeisen sollte zur Auswahl einer Kantine gehören. Manche Essensausgaben weisen den Kaloriengehalt der Gerichte aus, achten Sie bitte darauf.

Außerdem können Sie ruhig die ein- oder andere Frage ans Personal über den Nährstoffgehalt richten. Was haben Sie schon zu verlieren?

Sie sind auf den 80. Geburtstag der Großmutter eingeladen? Ihre Freundin feiert Junggesellinnen Abschied und lädt zum Italiener ein? Feiern Sie mit. Feste muss man feiern, wie Sie fallen. Doch wie können Sie das mit dem Erfolg bei der Abnahme in Verbindung bringen?

Ganz einfach: Im Restaurant bietet es sich an, Vorspeise und Dessert einfach ab zu bestellen. Greifen Sie stattdessen beim Hauptgang mit Fleischgericht mit wenig Sauce, viel Gemüse und Salat zu.

Wer am Nachmittag das Stück Erdbeer- oder Obstkuchen ohne Sahne genießt, wiegt am nächsten Tag nicht gleich ein Kilogramm mehr. Achten Sie auch an diesem Tag im Restaurant oder in der Kneipe einigermaßen auf den Kalorienverzehr - so plagt Sie am nächsten Morgen sicher kein schlechtes Gewissen.

Alkohol sollte, wie erwähnt, eher aus der Getränkewahl gestrichen werden. Wer ein Glas Weinschorle zum Abendessen genießt, kann dies bewusst trinken. Allerdings warnen wir vor sinnlosen Alkoholkonsum mit Likören, Spirituosen und weiteren Sünden. Sie schaden nicht nur Ihrem Kalorien Haushalt, sondern auch Ihrer Gesundheit.

Zeigen Sie, dass Sie auch ohne Promille in Feierlaune sind.

Wer will nicht auf jedem Fest das Tanzbein schwingen und sich ausgiebig bewegen? Nur zu - Sport hält fit und jung: Tanzen macht Spaß!

3.4. Motivation durch Ihr Ziel vor Augen

Geht es Ihnen auch so? Sie haben ab und an beim gesunden Essen, einen Durchhänger. Warum den Salat essen, wenn Pasta mit Sahnesauce jetzt mehr Genuss bieten würde? Warum sollen Sie jetzt Obst essen, wenn Sie viel mehr Lust auf die fette Schwarzwälder Kirsch Torte hätten?

Als Motivationsspritze hilft ein einfaches, bewährtes Rezept: Hängen Sie sich einfach von dem Körper, den Sie bald besitzen möchten, ein Foto an den Kühlschrank. Gibt es ein altes Foto von Ihnen, wo Sie in Jeans in Größe 36 zeigt? Genau dieses Foto hängen Sie sich an den Ort, wo Sie gern nach Lebensmittel greifen.

Es erinnert Sie an Ihr Ziel, an Gewicht zu verlieren. Jedes Ziel, dass Sie vor Augen haben, motiviert, wenn Sie das Ergebnis betrachten.

Wer gern eine Kleidergröße kleiner tragen würde, zwängt sich einfach in das alte Top, das schon einmal besser gepasst hat und lockerer saß. Genau wenn Sie sich in diesem "Wurstpellenlook" ein paar Stunden bewegen, motiviert das wieder, um Verzicht zu üben.

Ein Ziel vor Augen wissen, am besten visualisiert im Ergebnis mit einem Foto, hilft enorm, beim Durchhalten der Abnahme. Wetten, dass Sie es bald erreicht haben?

3.5. Belohnung für kleine Zwischenerfolge

Sie haben nach vier Wochen schon drei Kilo weniger auf den Rippen vorzuweisen? Herzlichen Glückwunsch. Es liegt an der Zeit, sich zu belohnen. Das kann ein Theaterbesuch oder ein kleines, neues Kleidungsstück sein. Belohnen Sie sich nicht mit dem Stück Torte oder anderen Lebensmitteln. Denken Sie, dass Sie diesen Schritt der ungewollt zugeführten Süßigkeiten am nächsten Tag bereuen. Motivation und Belohnung durch kleine Wünsche, die Ihnen außerhalb aller Lebensmittel Freude bereiten, die gibt es sicher auch bei Ihnen, oder?

3.6. Zwischenschritte - langsam zum Ziel mit Notizen

Wer sich allzu viel vornimmt, wird scheitern. Wenn Sie sagen: "Ich will mindestens 20 Kilogramm abnehmen und das möglichst schnell!" ist das kein guter Weg, beim Traumgewicht zu landen, und dabei noch gute Laune an den Tag zu legen.

Besser ist es, step by step Ihr Ziel zu erreichen. Nehmen Sie sich vor, im Durchschnitt ca. 700 Gramm Gewicht in der Woche zu verlieren. Tolerieren Sie es, wenn die Abnahme am Anfang schneller funktioniert und nach ein paar Wochen oder Monaten stagniert. Das ist kein Grund, in Frust zu geraten und deshalb sofort über die Tafel Schokolade herzufallen.

Führen Sie Gewichts- und Ernährungstagebuch. Schreiben Sie hierfür am besten auf, was Sie den ganzen Tag über konsumieren. Fällt Ihnen auf, dass Sie "so zwischendurch" einmal den großen Milchkaffee to Go oder die Kekse bei dem Kollegen genießen? All dies schlägt sich in Ihrem Kalorienhaushalt nieder. Ein großer Milchkaffee hat immerhin 150 Kalorien, das ist soviel wie zwei kleine Orangen.

Die Kekse zwischendurch oder der Verdauungsschnaps beim Griechen - muss das wirklich sein? Durch die Visualisierung der Lebensmittel, die Sie täglich konsumieren, wird so manchem Diät Freund erst bewusst, was er täglich in sich hinein stopft.

Bei der Notiz des Gewichtes wird Ihnen schnell klar, dass in der Summe das Gewicht in kleinen, aber stetigen Schritten nach unten verläuft. Dabei ist die Stagnation zwischendurch normal. Denken Sie daran, dass das Gewicht anfangs sicher sehr schnell gefallen ist. Bleiben Sie am Ball - der Weg ist das Ziel.

Wie bereits erwähnt: Die Wage soll nicht zu Ihrem Feind werden. Sich ein bis zweimal wöchentlich am Morgen zu wiegen, ist fair.

Am Abend wiegen wir meist mehr, alleine schon durch die zugeführten Speisen und Getränke. Lügen Sie sich nicht selbst an - die Wage macht die auch nicht.

3.7. Verbote gehören aus Ihrem Leben

Klar dürfen Sie bei der Gewichtsreduktion nicht immer essen, worauf Sie Lust haben. Wer sich als Süßschnabel und Fan von Schokolade jedoch jeglichen Verzehr der guten Schoki verwehrt, wird dauerhaft unglücklich. Was nützt es schon, in der Nacht von Schokolade zu träumen und im Supermarkt frustriert am Regal der Süßigkeiten vorbei zu laufen? Besser ist es, wenn Sie sich ab und an genau das gönnen, worauf Sie Lust haben. Rationieren Sie das kleine besondere Lebensmittel.

Wer beispielsweise die ganze Tafel Schokolade öffnet, kann sich diese in mehrere kleine Riegel aufteilen und über zwei Wochen hinweg langsam verzehren. Genuss in Maßen ist bei jeder sinnvollen Ernährungsumstellung und Diät erlaubt. Vertilgen Sie nicht die ganze Tafel auf einmal. Essen Sie kein Eis, aus der 2 Liter Familienpackung. Hier verlieren Sie jegliche Kontrolle über die Menge, die Sie verzehren.

Natürlich muss nicht jeder alles abwiegen, was er konsumiert, doch, sind wir einmal ehrlich: Ist die Tüte Chips schon auf dem Wohnzimmer Tisch, ist es auch schon egal, ob wir diese an einem Abend leer futtern.

An dieser Stelle warnen wir: Es ist eben nicht egal, wie viel Sie essen. Ganz im Gegenteil, es erhöht Ihren Frust erheblich, wenn Sie ohne Maß und Ziel in sich hinein schaufeln. Schnell ist jeder Diät Erfolg vernichtet.

Gönnen Sie sich, wenn Sie Schokolade einfach so sehr lieben, den einen Schokoriegel im Supermarkt, der Kalorienangaben aufzeigt. Wenn Sie mit 120 Kalorien Ihren bewussten Genuss erleben, schmälert dies Ihren Diäterfolg keinesfalls.

3.8. Hunger muss nicht sein

Was ist, wenn der Hunger kommt? Niemand wird hungrig glücklich werden. Wenn Sie der Hunger überkommt, gönnen Sie sich ein Stück Obst oder frische Gemüsesticks. Wichtig ist, den Magen zu füllen. Wer ein Glas Wasser vor jedem Essen trinkt, isst automatisch weniger. Das Geheimrezept liegt darin, bei einer Diät große Mengen zu vertilgen. Ja, Sie haben richtig gehört: Essen Sie viel, dann entsteht kein großer Hunger.

Erlaubt sind Obst und Gemüse, sooft und so viel Sie wollen. Bereiten Sie Salate anstatt mit Mayonnaisen Dressing mit Naturjoghurt oder wertvollem Öl in Maßen zu. Wer den Magen mit kalorienarmen Produkten füllt, wird dauerhaft Diäterfolge erzielen. Vor allem wird es diesen Menschen mit Freude gelingen, Ihre Ernährung auf Dauer umzustellen, was letztendlich der Schlüssel der

Wunschfigur ist. Freuen Sie sich am Essen, lernen Sie neue Geschmackserlebnisse gesunder Kost kennen.

3.9. Achten Sie auf ausreichenden Schlaf und eine gesunde Lebensstruktur

Gehören Sie zu den Frustessern? Viele von uns essen unter Stress am meisten. Als ob die Tüte Kartoffelchips unseren Ärger über die Kinder oder den Job wieder ausgleichen könnte. Sind wir jedoch nicht alle Menschen, die irgendwie im Alltag viel Trubel und Stress aushalten müssen? Wenn Sie wissen, dass Sie auf Frust mit essen reagieren, legen Sie sich eine andere Strategie zu. Gehen Sie beispielsweise raus und lassen einen Schrei los, der Sie befreit. Knüllen Sie den Wutball oder schlagen Sie in einen Boxsack. Das ist die gesündere Art und Weise, Stress abzubauen.

Wer mindestens 7 - 8 Stunden am Tag schläft, fühlt sich ausgeglichen und ausgeruht. Genau das ist die Basis für eine gesunde, dauerhaft zufrieden stellende Ernährungsweise.

3.10. Verteilen Sie die Mahlzeiten so, wie es zu Ihnen passt

Es ist Quatsch zu behaupten: "Fünf Mahlzeiten über den Tag verteilt sind besser, als drei" oder "Ich lasse das Essen am Abend einfach immer ausfallen!" Derartige Pauschalregeln, die nicht zu Ihnen passen, fördern ganz sicher nicht Ihr Essverhalten. Letztendlich kommt es darauf an, was wir essen und wie viele Kalorien wir täglich zu uns nehmen.

Dabei ist es völlig egal, ob wir zu Mittag bei einem 200 Kalorien Salat sitzen und am Abend die Pasta mit Tomatensauce mit ca. 700 Kalorien vertilgen, oder umgekehrt. Wer am Morgen einfach nichts essen kann oder will, soll weiterhin darauf verzichten und sich am Mittagessen erfreuen. Wer mit einer schweren Mahlzeit am Abend seinen Magen nicht belasten will, sollte am Abend mit einer Kleinigkeit zufrieden sein.

Wichtig ist: Bleiben Sie sich bei Ihrer Ernährungsumstellung selbst treu. Bewahren Sie sich Ihre Struktur und genießen Sie Ihre Mahlzeit mit Sinn und Verstand. Letztendlich zählt die Kalorienbilanz am Abend.

3.11. Teamplayer oder nicht?

Auch hier gibt es keine Pauschalrezepte: Der eine nimmt gerne in Gemeinschaft ab. Wenn die Familie das Essverhalten unterstützt fällt es leichter, sich zur Abnahme zu motivieren. Es gibt jedoch auch Menschen, die verfolgen ganz alleine strikt ihr Ziel. Möchten es auch Sie allen beweisen, welche Durchhaltekraft in Ihnen steckt? Letztendlich liegt der Schlüssel des Erfolges nur an einer Person: an Ihnen selbst.

Wer diszipliniert und strategisch sein Ziel verfolgt, wird sich am Abend stolz auf die Schultern klopfen. Er hat Willensstärk bewiesen.

Ob Ihnen das alleine oder im Team besser gelingt, können nur Sie selbst entscheiden. Verlassen? Verlassen können Sie sich nur auf einen: Auf Sie selbst!

Fazit

Sie sehen: Wir empfehlen keine Wunderpillen oder schnelle Promi Diät. Wir möchten, dass Sie mit Sinn und Verstand Ihr Traumgewicht erreichen und behalten. Glauben Sie an sich, beweisen Sie Ihre Willensstärke zur langfristig ausgelegten Ernährungsumstellung. Wetten, Sie werden sich selbst damit begeistern?

10 Diät-Rezepte für das Frühstück mit Nährwertangaben

Frühstück 1
Low-Carb-Müsli mit Nüssen und Clementinen

Zutaten für zwei Personen

4	Clementinen
4	getrocknete Datteln
200 g	fettarmer Kefir
2 TL	Honig
	Gemahlener Koriander
	Zimt
100 g	ungesüßtes Nussmüsli

Nährwertangaben:

Kcal: 620
Fett: 8 g
Eiweiß: 20 g
Kohlenhydrate: 132 g

Zubereitung:

Datteln halbieren und entkernen. Clementinen schälen, in Stücke schneiden und mit dem Nussmüsli vermengen. Danach Kefir mit Honig vermengen und je nach Geschmack noch ein wenig Zimt oder Koriander hinzugeben. Das Müsli auf zwei Schälchen aufteilen und den Kefir darüber geben.

Frühstück 2
Diät-Pfannkuchen mit Orangensalat

Zutaten:

20 ml	fettarme Milch
1	Ei
50 g	Vollkornmehl
0,2 TL	Backpulver
1 TL	Haferkleie
1	Bioorange
0,5	Limetten
1 EL	Rapsöl
	Zimt

Nährwertangaben:

Kcal: 200
Fett: 12 g
Eiweiß: 8 g
Kohlenhydrate: 30 g

Zubereitung:

Zu Beginn die Orangen schälen, in dünne Scheiben schneiden und anrichten. Den Salat mit Limettensaft marinieren und etwas Zimt hinzugeben. Danach die Eier trennen und das Eiweiß steif schlagen. Das Eigelb mit Vollkornmehl, Haferkleie, Backpulver, Milch und Salz zu einem Teig verrühren und das steife Eiweiß unterheben. Die Masse im heißen Rapsöl zu kleinen Pfannkuchen verarbeiten und mit dem Orangensalat als Beilage direkt servieren.

Frühstück 3
Schlankes Dinkel-Müsli

Zutaten:

1	Birne
2 EL	Heidelbeeren
2 EL	Cashewkerne
1 TL	geschrotete Leinsamen
60 g	Dinkelflocken
200 g	fettarmer Joghurt
200 ml	fettarme Milch

Nährwertangaben:

Kcal: 720
Fett: 22 g
Eiweiß: 30 g
Kohlenhydrate: 106 g

Zubereitung:

Birne vierteln, vom Kerngehäuse befreien und in Spalten schneiden. Heidelbeeren, Cashewkerne, Leinsamen und Dinkelflocken auf zwei Schalen verteilen. Anschließend Joghurt und Milch dazugeben und das schlanke Dinkel-Müsli servieren.

Frühstück 4
Mirabellen-Pflaumen-Quark

Zutaten:

50 g	Pflaumen
50 g	Mirabellen
1 Stück	Ingwer
2 EL	Honig
1	Zitrone
250 g	Magerquark
50 ml	fettarme Milch

Nährwertangaben:

Kcal: 360
Fett: 2 g
Eiweiß: 36 g
Kohlenhydrate: 48 g

Zubereitung:

Gewaschene Mirabellen halbieren und entsteinen. Pflaumen in Spalten schneiden und Ingwer schälen und hacken. Alles kurz mit Honig und Zitronensaft dünsten und abkühlen lassen. Danach Quark, Milch und etwas Honig zu einer Creme rühren und mit dem Kompott anrichten.

Frühstück 5
Mango-Topfengratin mit Mangocreme

Zutaten:

250 g	Erdbeeren
10 g	Puderzucker
200 g	Magerjoghurt
500 g	Mangocreme
0,25	Biozitrone
2 EL	brauner Zucker
	Vanilleschote
	Minze

Nährwertangaben:

Kcal: 300
Fett: 26 g
Eiweiß: 26 g
Kohlenhydrate: 54 g

Zubereitung:

Vanilleschote aufschneiden und das Mark herauskratzen. Das Vanillemark mit Puderzucker, Magerjoghurt und Mangocreme vermengen und glattrühren. Zitrone waschen und etwas Schale fein abreiben. Nun die Erdbeeren vierteln, auf zwei feuerfeste Formen verteilen und die Joghurtmasse dazugeben. Die Masse mit braunem Zucker bestreuen und zuletzt mit einem Bunsenbrenner karamellisieren.

Frühstück 6
Quark-Brot mit Tomaten und Schinken

Zutaten:

100 g	Magerquark
2	Scheiben Vollkornbrot
1	Prise Zucker
2	Tomaten
4-5	Stiele Petersilie und Schnittlauch
4	Scheiben Parmaschinken
2	kleine rote Zwiebeln
	Salz und Pfeffer

Nährwertangaben:

Kcal: 300
Fett: 12 g
Eiweiß: 30 g
Kohlenhydrate: 44 g

Zubereitung:

Zu Beginn die Kräuter waschen und in Röllchen schneiden. Danach die Zwiebeln schälen und jeweils zur Hälfte in Würfel und kleine Ringe schneiden. Erstere mit den Kräutern, etwas Mineralwasser und Quark vermengen und mit Salz, Zucker und Pfeffer abschmecken. Nun die gewaschene Tomate in Scheiben schneiden und den Parmaschinken in dünne, fettfreie Scheiben schneiden. Anschließend beides auf die Brotscheiben legen, nachdem diese mit der Quarkmischung bestrichen wurden, und servieren.

Frühstück 7
Sesam-Frischkäse-Bagel mit Pflaume und Walnuss

Zutaten:

4	Entsteinte Trockenpflaumen
	Zitronenmelisse
1	Zitrone
2	Sesam-Bagel
2	Walnusskernhälften
2	TL Ahornsirup
4 EL	körniger Frischkäse

Nährwertangaben:

Kcal: 600
Fett: 12 g
Eiweiß: 20 g
Kohlenhydrate: 100 g

Zubereitung:

Pflaumen schneiden und Walnuss grob hacken. Letztere mit etwas Zitronenschale und Frischkäse verrühren. Die aufgeschnittenen Bagels damit bestreichen und mit den Pflaumen garnieren. Alles mit Zitronenmelisse garnieren und servieren.

Frühstück 8
Tomaten-Vollkornschnitten mit Ziegenkäse

Zutaten:

1	Tomate
2	dünne Scheiben Bacon
2	Scheiben Vollkornbrot
4	Blätter Eisbergsalat
1	Stiel Basilikum
	Pfeffer und Jodsalz
60 g	Ziegenkäse

Nährwertangaben:

Kcal: 400
Fett: 14 g
Eiweiß: 22 g
Kohlenhydrate: 48 g

Zubereitung:

Tomate und Eisbergsalat putzen und trocken tupfen. Tomate in dünne Scheiben schneiden und währenddessen den Bacon ohne Fett knusprig braten. Vollkornbrot mit Ziegenkäse bestreichen, würzen und mit dem Gemüse belegen. Mit dem Bacon und den Basilikumblättchen verfeinern und servieren.

Frühstück 9
Melone-Feta-Snack

Zutaten:

1	Stück Wassermelone
0,5	Limette
75 g	Feta
3	Thymianzweige
1	EL Olivenöl
	Pfeffer

Nährwertangaben:

Kcal: 440
Fett: 30 g
Eiweiß: 14 g
Kohlenhydrate: 28 g

Zubereitung:

Melone in mundgerechte Stücke schneiden und auf zwei Tellern verteilen. Feta ebenfalls in Stücke schneiden und anschließend die Thymianblättchen fein hacken. Melone mit etwas Limettensaft beträufeln, mit Pfeffer würzen und mit Feta-Stückchen belegen. Das Ganze mit Olivenöl verfeinern und mit etwas Limettenschale sowie Thymian bestreuen.

Frühstück 10
Diät-Nussbrot mit Apfel

Zutaten:

1	halber Apfel
2	Scheiben Vollkornbrot
50 g	Magerquark
1 EL	Zitronensaft
	Eingelegte grüne Pfefferkörner
	Pfeffer aus der Mühle

Nährwertangaben:

Kcal: 480
Fett: 18 g
Eiweiß: 22 g
Kohlenhydrate: 54 g

Zubereitung:

Nussbrote mit dem Magerquark bestreichen und eingelegte Pfefferkörner darüber streuen. Einen Apfel waschen, entkernen und in feine Spalten schneiden. Den anderen Apfel grob raspeln. Danach beide Äpfel mit Zitronensaft mischen und auf den Broten anrichten. Diät-Brote noch einmal pfeffern und direkt servieren.

10 Diät-Rezepte für das Mittagessen mit Nährwertangaben

Mittagessen 1
Spinatspaghetti mit Knoblauch

Zutaten:

200 g	Spaghetti
200 g	Spinat
3	Knoblauchzehen
2 TL	Olivenöl

Nährwertangaben:

Kcal: 200
Fett: 17 g
Eiweiß: 12 g
Kohlenhydrate: 6 g

Zubereitung:

Zunächst die Spaghetti im Wasser kochen. Währenddessen den Knoblauch schälen und hacken und anschließend kurz mit Olivenöl anbraten. Nun den Spinat hinzugeben und einige Minuten köcheln lassen. Anschließend mit Salz und Pfeffer würzen, die fertige Sauce über die Spaghetti geben und das Ganze anrichten.

Mittagessen 2
Geschmorter Kürbis auf Feldsalat

Zutaten:

50 g	Feldsalat
225 g	Hokkaidokürbis
0,25 g	Knoblauchzehe, gehackt und geschält
0,75	EL Balsamico
1 EL	Olivenöl
0,25	Radicchio
4-6	Walnüsse
50 g	Fetakäse
0,5	TL Honig
	Salz und Pfeffer

Nährwertangaben für zwei Personen:

Kcal: 180
Fett: 13 g
Eiweiß: 9 g
Kohlenhydrate: 8 g

Zubereitung:

Backofen auf 220 Grad vorheizen und währenddessen den Kürbis entkernen und in Spalten schneiden. Die Spalten auf ein Backblech legen, würzen und 40 Minuten garen. Die goldbraunen Spalten kurz abkühlen lassen und in der Zwischenzeit den Salat zubereiten. Balsamico, Honig und Olivenöl mit kleingehackter Knoblauchzehe verrühren und in eine Schüssel mit Feldsalat sowie Radicchio geben und gut vermengen. Nun den Feta darüberbröckeln und die gerösteten Walnüsse hinzugeben. Zuletzt Salat und Kürbisscheiben servieren.

Mittagessen 3
Gegrillte Chili-Maiskolben

Zutaten:

2	Maiskolben
4 TL	lauwarme Butter
0,25 TL	Chiliflocken
	Salz und Pfeffer

Nährwertangaben:

Kcal: 500
Fett: 20 g
Eiweiß: 12 g
Kohlenhydrate: 32 g

Zubereitung:

Maiskolben putzen waschen und der Länge nach halbieren. Danach mit etwas Butter oder Diätmargarine bestreichen und salzen. Bei Bedarf noch mit Salz, Pfeffer und anderen Kräutern verfeinern Nun nur noch mit gehackten Chiliflocken bestreuen und die Maiskolben bei mittlerer Hitze für 20 bis 30 Minuten im Backofen garen.

Mittagessen 4
Diät-Sashimi mit Gurkensalat

Zutaten:

250 g	frischer Lachs
1	Minigurke
2 TL	heller Essig
2 TL	Sesamöl
1	Prise Zucker
1 TL	gerösteter Sesam
	Wasabi
	Sojasoße

Nährwertangaben:

Kcal: 470 g
Fett: 26 g
Eiweiß: 50 g
Kohlenhydrate: 10 g

Zubereitung:

Lachs mit einem scharfen Messer häuten und in kleine Häppchen schneiden. Danach Wasabi und Sojasoße als Dip anrichten und den Lachs hinzugeben. Die Gurke schälen, längs halbieren und in mundgerechte Scheiben schneiden. Zuletzt aus Essig, Öl, Sojasoße und Zucker eine Marinade zubereiten und die Gurken damit verfeinern. Gerösteten Sesam darüberstreuen und den Diät-Snack servieren.

Mittagessen 5
Zwiebelgemüse á la Mexico

Zutaten:

0,33	Gemüsezwiebeln
5	frische Jalapeños
0,33 EL	Olivenöl
0,33	Limette oder Zitrone
	Meersalz

Nährwertangaben:

Kcal: 50
Fett: 4 g
Eiweiß: 2 g
Kohlenhydrate: 4 g

Zubereitung:

Jalapeños der Länge nach halbieren und die Zwiebeln schälen und in Scheiben schneiden. Beides mit etwas Öl in einem Topf erhitzen und für zwei bis drei Minuten anbraten. Anschließend den Topf vom Herd nehmen und den Sud mit Limetten- oder Zitronensaft vermengen. Das Ganze mit Meersalz abschmecken und je nach Belieben mit einer Fleisch- oder Fischbeilage servieren.

Mittagessen 6
Tofu-Lauch-Wok mit frischen Champignons

Zutaten:

300 g	Tofu
1	Stange Lauch
200 g	Champignons
2 EL	Sesamöl
100 ml	Gemüsebrühe
2 EL	Sojasauce
2	Knoblauchzehen
	Geriebene Zitronenschalen
	Frischer Ingwer
	Salz und Pfeffer

Nährwertangaben:

Kcal: 520
Fett: 36 g
Eiweiß: 36 g
Kohlenhydrate: 14 g

Zubereitung:

Den Tofu in mundgerechte Stücke schneiden. Ingwer, Knoblauch und Lauch hacken bzw. schneiden und mit den gewaschenen und geschnittenen Pilzen für zwei Minuten im Wok anbraten. Danach mit Brühe Sojasoße ablöschen und noch einmal zwei Minuten köcheln lassen. Danach abschmecken und mit Zitronenschale und Sesamöl veredeln.

Mittagessen 7
Kartoffel-Kräutersuppe mit Limettensaft

Zutaten:

1,25	Frühlingszwiebeln
250 g	Kartoffeln
0,5 TL	Öl
400 ml	Gemüsebrühe
75 ml	Vollmilch
0,75 EL	grüne Soße
0,5 TL	Limettensaft

Nährwertangaben:

Kcal: 340
Fett: 10 g
Eiweiß: 14 g
Kohlenhydrate: 46 g

Zubereitung:

Gewaschene Frühlingszwiebeln in Ringe schneiden und mit etwas Öl andünsten. Anschließend die Kartoffeln kochen, pellen, grob würfeln und zu den Zwiebeln geben. Das Ganze würzen und mit Gemüsebrühe vermengen. Alles für rund fünf Minuten kochen lassen und dann mit einem Kartoffelstampfer fein zerstampfen. Zuletzt Milch und grüne Soße unterrühren, und Salz, Pfeffer und Limettensaft hinzugeben.

Mittagessen 8
Rote Linsen mit Ingwer

Zutaten:

100 ml	Gemüsebrühe
100 g	rote Linsen
2	kleine Zucchini
1	Schalotte
1 Stck	Ingwer
1 Bund	Rauke
1 EL	Olivenöl
	Zitronensaft
	Koriander, Salz und Pfeffer

Nährwertangaben:

Kcal: 280
Fett: 16 g
Eiweiß: 10 g
Kohlenhydrate: 20 g

Zubereitung:

Linsen in Gemüsebrühe garen und abkühlen lassen. Währenddessen Zucchini in dünne Scheiben schneiden und Schalotte sowie Ingwer fein würfeln. Alles für etwa drei Minuten im heißen Öl anbraten und abkühlen lassen. Mit Zitronensaft und Gewürzen veredeln und gezupfte Rauke sowie Linsen hinzugeben. Alles mischen und in einer Schale anrichten.

Mittagessen 9
Low-Carb-Forelle auf Pumpernickel

Zutaten:

4	Pumpernickelscheiben
75 g	geräuchertes Forellenfilet
1 Blatt	Lollo Bianco
1 Stck	frischer Meerrettich
	frischer Dill

Nährwertangaben:

Kcal: 300 g
Fett: 4 g
Eiweiß: 24 g
Kohlenhydrate: 44 g

Zubereitung:

Pumpernickel ohne Fett knusprig rösten und währenddessen den Salat abspülen, trocknen und in mundgerechte Stücke zupfen. Forellenfilets von der Haut lösen, in kleine Häppchen teilen und auf die Pumpernickelscheiben legen. Meerrettich schälen, in feine Streifen und mit dem Dill ebenfalls auf den Broten verteilen.

Mittagessen 10
Chinakohl mit Gemüse

Zutaten:

1	Birne
2	Möhren
0,5 Bund	Schnittlauch
0,5 Kopf	Chinakohl
1 EL	Pistazienkerne
150 g	fettarmer Joghurt
	Olivenöl und Zitronensaft
0,5 TL	Dijon-Senf
	Salz und Pfeffer

Nährwertangaben:

Kcal: 390
Fett: 14 g
Eiweiß: 16 g
Kohlenhydrate: 44 g

Zubereitung:

Gemüse waschen und in Scheiben bzw. Stückchen schneiden. Pistazien ohne Fett anrösten und in der Zwischenzeit Joghurt, Öl, Zitronensaft und Senf vermengen. Alles salzen und pfeffern und auf zwei kleine Schälchen verteilen. Dressing darüber geben und servieren.

10 Diät-Rezepte für das Abendessen mit Nährwertangaben

Abendessen 1

Walnussbrot mit Avocado

Zutaten:

2	Scheiben Walnussbrot
2 TL	körniger Senf
0,5	Avocado
1 Stiel	Schnittlauch
	Salz und Pfeffer

Nährwertangaben:

Kcal: 440
Fett: 46 g
Eiweiß: 28 g
Kohlenhydrate: 42 g

Zubereitung:

Zunächst die Walnussbrote mit Senf bestreichen. Anschließend die Avocado schälen, entsteinen und schneiden, und die einzelnen Scheiben auf den Broten anrichten. Den Schnittlauch in kleine Röllchen schneiden, über die Brote streuen und das Ganze mit Salz und Pfeffer verfeinern.

Abendessen 2
Kiwi-Radiccio-Salat

Zutaten:

0,5	Radicchio
0,5	Chicorée
50 g	Feldsalat
0,5	Fenchelknolle
0,25	rote Chilischote
1	Kiwi
0,5	Biozitrone
	Salz und Pfeffer
1 TL	Honig
	Olivenöl

Nährwertangaben:

Kcal: 300
Fett: 16 g
Eiweiß: 6 g
Kohlenhydrate: 20 g

Zubereitung:

Salate und Kiwi waschen und in Scheiben bzw. Würfel schneiden. Die Chilischote entkernen, fein hacken und mit den anderen Zutaten auf Tellern anrichten. Anschließend aus Öl, Salz, Pfeffer und Honig das Dressing zubereiten und mit frischem Zitronensaft verquirlen. Das fertige Dressing über den Salat geben und mit etwas geriebener Zitronenschale abrunden.

Abendessen 3

Quark-Crépes mit Sanddorn-Topping

Zutaten:

3 EL	fettarme Milch
100 g	Quark, mager
4 EL	Sanddornsaft
2 EL	Vollkornmehl
1 EL	Limettensaft
1 EL	frisch gemahlener Mohn

Nährwertangaben:

Kcal: 330
Fett: 10 g
Eiweiß: 22 g
Kohlenhydrate: 40 g

Zubereitung:

Vollkornmehl, Milch, Ei und Nussöl verquirlen und für etwa zehn Minuten quellen lassen. Anschließend Magerquark, Sanddornsaft und Limettensaft vermengen und beiseite stellen. In der Zwischenzeit die Pfanne erhitzen und den Mohn kurz anrösten. Dann aus dem Teig zwei dünne Crépes backen und diese mit dem Sanddorn-Topping anrichten.

Abendessen 4
Fruchtige Chili-Garnelen

Zutaten:

10	Garnelen, küchenfertig
2 EL	Erdnussbutter
1 TL	Olivenöl
0,5	kleine Chilischote
	Frischer Ingwer
	Pfeffer und Jodsalz
1	Nektarine
1	Knoblauchzehe
1	Limette

Nährwertangaben:

Kcal: 520
Fett: 3 4 g
Eiweiß: 40 g
Kohlenhydrate: 18 g

Zubereitung:

Knoblauch schälen und hacken. Limette halbieren und jeweils eine Hälfte auspressen und in Scheiben schneiden. Die Garnelen waschen, abtupfen und auf zwei Spieße stecken. Diese im Anschluss mit dem Knoblauch und den Limettenscheiben scharf anbraten und würzen. Im übrigen Bratfett die Erdnussbutter verquirlen und die in der Zwischenzeit gehackte Chilischote, die gewürfelte Nektarine und den geschälten Ingwer hinzugeben. Alles kurz erhitzen und pürieren und mit den Garnelenspießen servieren.

Abendessen 5

Tofu-Champignon-Suppe á la Asia

Zutaten:

200 g	Tofu
75 g	Reis
1	Chilischote
1	Möhre
2 TL	Sojaöl
300 g	Chinakohl
400 ml	Asiafond
50 g	Champignons
4 EL	Zitronensaft
	Koriander und Pfeffer
	Sojasauce und Ingwer

Nährwertangaben:

Kcal: 640
Fett: 20 g
Eiweiß: 28 g
Kohlenhydrate: 80 g

Zubereitung:

Tofu würfeln und in einem Topf mit etwas Öl anbraten. In der Zwischenzeit Knoblauch, Chili und Ingwer hacken und kurz andünsten. Reis in Salzwasser garen und währenddessen Möhren, Chinakohl und Pilze in mundgerechte Stücke schneiden. Das Gemüse ebenfalls kurz im Bratfett andünsten und mit dem Fond ablöschen. Abschmecken und noch einmal für etwa zehn Minuten köcheln lassen. Nochmals mit Pfeffer, Zitronensaft und Sojasauce abschmecken und Reis sowie Tofu hinzugeben. Korianderblätter darüber streuen und servieren.

Abendessen 6
Diät-Spargelsuppe mit Grießklößchen

Zutaten:

50 g	feiner Weizengrieß
500 g	Spargel
1 TL	Butter
1	Eigelb
	Frische Kräuter
	Zucker, Salz und Pfeffer

Nährwertangaben:

Kcal: 340
Fett: 8 g
Eiweiß: 18 g
Kohlenhydrate: 46 g

Zubereitung:

Spargel waschen und schälen. Die Schalen in 750 ml Wasser mit Salz, Butter und einer Prise Zucker für 15 Minuten kochen. Den Grieß in 125 ml Spargelwasser quellen lassen und Kräuter und Eigelb unterrühren. Klößchen abstechen und für circa drei Minuten anbraten. Den übrigen Spargel in Stücke schneiden und ebenfalls im Spargelwasser garen. Anschließend salzen und pfeffern und mit den Klößchen servieren.

Abendessen 7
Seelachs auf buntem Gemüse

Zutaten:

300 g	Seelachsfilet
100 g	Basmati-Reis
50 ml	Gemüsebrühe
2 EL	Zitronensaft
2	Möhren
1	Stange Lauch
1 TL	Öl
1	Kohlrabi
1	Thymian
	Salz und Pfeffer
1	Stück Ingwer

Nährwertangaben:

Kcal: 550
Fett: 4 g
Eiweiß: 72 g
Kohlenhydrate: 50 g

Zubereitung:

Reis in Salzwasser garen und währenddessen den Seelachs abspülen, abtupfen und mit Salz und Pfeffer würzen. Ein wenig Zitronensaft hinzugeben und anschließend das Gemüse würfeln. Den Ingwer hacken und die Thymianblätter abzupfen. Alles in Öl andünsten und das Ganze würzen und mit Zitrone verfeinern. Brühe hinzugeben und nach etwa zehn Minuten den Fisch hinzugeben. Nochmals für zehn Minuten dämpfen und mit Reis anrichten.

Abendessen 8

Vesper-Schnitten mit Quark und Kräutern

Zutaten:

2	Scheiben Vollkornbrot
150 g	fettarmer Kräuterquark
1 EL	frischer Parmesan
0,5	gelbe Paprikaschote
1	Stiel Basilikum
	Pfeffer und Salz

Nährwertangaben:

Kcal: 420
Fett: 6 g
Eiweiß: 34 g
Kohlenhydrate: 54 g

Zubereitung:

Paprika waschen und in dünne Spalten schneiden. Basilikum waschen und zupfen. Beides auf dem inzwischen mit Kräuterquark bestrichenen Vollkornbrot verteilen und Parmesan darüber streuen. Mit Pfeffer und Salz würzen und servieren.

Abendessen 9
Gebratene Kräuterseitlinge an Rote Bete

Zutaten:

1	Kugel Rote Bete
50 g	Kräuterseitlinge
1 EL	Butter
0,25	Bund Petersilie
	Pfeffer und Salz
	Gemahlener Anis
1 EL	Balsamico
25 g	Magerkäse

Nährwertangaben:

Kcal: 400
Fett: 28 g
Eiweiß: 12 g
Kohlenhydrate: 18 g

Zubereitung:

Rote Bete in Wasser für 30 Minuten gar kochen. Abkühlen lassen, sorgfältig pellen, in dünne Scheiben schneiden und auf zwei Teller verteilen. Gewürze mit Öl zu einem Dressing verquirlen und auf die Rote Bete geben. Danach die Pilze säubern und in Scheiben schneiden. Pilze in einer Pfanne goldbraun anbraten und in der Zwischenzeit die Petersilie fein hacken. Die Pilze auf der Roten Bete anrichten und mit Petersilie und gehobeltem Magerkäse garnieren.

Abendessen 10
Leichte Möhrensuppe mit Ingwer

Zutaten:

1	Bund Möhren
1 EL	Olivenöl
1	Stück frischer Ingwer
1 EL	Steinpilzhefebrühe
2	Frühlingszwiebeln
2	Orangen
3	Kardamomkapseln

Nährwertangaben:

Kcal: 420
Fett: 18 g
Eiweiß: 12 g
Kohlenhydrate: 52 g

Zubereitung:

Gemüse putzen und in kleine Stücke schneiden. In der Zwischenzeit die Kardamomkapseln zerdrücken und kurz anrösten. Danach Zwiebeln und Ingwer anbraten und die Möhren zugeben. Noch einmal für fünf Minuten andünsten und alles mit Pfeffer, Kardamom und Brühe würzen. Mit 300 ml Wasser und Orangensaft aufgießen. 15 Minuten warten und den Sud anschließend fein pürieren. Nochmals abschmecken und servieren.

Downloads

Geben Sie die URL genau wie unten beschrieben, in Ihren Browser ein. Beachten Sie alle Sonderzeichen (/,-,.)

Alle PDF-Dateien:

https://kurs-downloaden.funnelcockpit.com/

Dateien im Packet:

- 21-Tage-Fit-Masterplan.pdf
- 9-Schritte-Workout.pdf
- 10 Fettverbrenner.pdf
- Supplements.pdf
- Fitness - Ernährung.pdf
- 5 Fitnessübungen für Zwischendurch.pdf
- 8 Lebensmittel die du immer essen kannst.pdf
- 5 Mahlzeiten - Gerichte gegen Gewichte.pdf
- Das Vegane Kochbuch

Hey, ich möchte DIR ein **Geheimnis** verraten!

Ich zeige dir, wie du ab sofort deine eBooks **kostenlos** erhältst!

Du hast heute noch die Möglichkeit, deine eBooks auf Amazon KOSTENLOS zu bestellen.

Wie das funktioniert, erfährst du hier auf dieser Webseite.

https://die-ebook-welt.de/

Ich möchte dir jetzt schon mal deine Skepsis nehmen. Diese Methode ist **völlig legal**, du lädst deine eBooks ganz normal **über Amazon**, nur **kostenlos**. Alle Informationen findest du auf dieser Webseite.

https://die-ebook-welt.de/

1. Auflage

Kontakt: Nicholas Rix / Oberhohlenbach 3 / 73453 Abtsgmünd

Covergestaltung: Nicholas Rix

Coverfoto: fiverr.com

31301176R00047

Printed in Poland
by Amazon Fulfillment
Poland Sp. z o.o., Wrocław